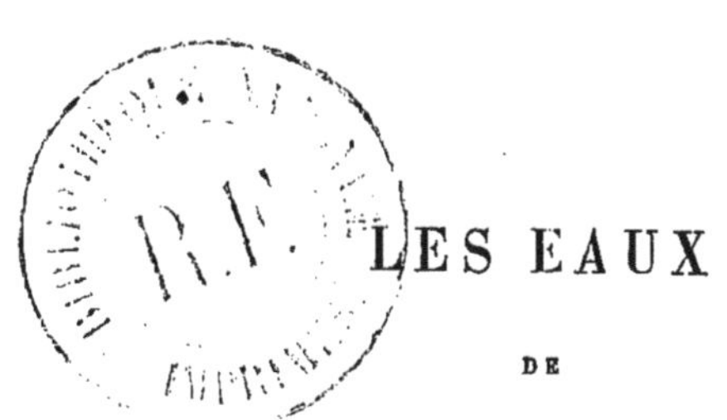

LES EAUX

DE

CHATEL-GUYON

PARIS. — IMPRIMERIE ÉMILE MARTINET, RUE MIGNON, 2.

LES EAUX

DE

CHATEL-GUYON

PAR

LE DR E. VOURY

Ancien interne des hôpitaux de Paris, Membre de la Société d'hydrologie
Médecin consultant aux eaux de Châtel-Guyon

> Leurs aptitudes sont multipliées et leurs applications étendues par la diversité de leurs modes d'emploi.
>
> (GUBLER, *Les eaux laxatives.*)

PARIS

ADRIEN DELAHAYE ET ÉMILE LECROSNIER, ÉDITEURS

PLACE DE L'ÉCOLE-DE-MÉDECINE

1882

LES EAUX

DE

CHATEL-GUYON

Les eaux minérales de Châtel-Guyon ont été depuis deux siècles l'objet de publications nombreuses. Tous ces travaux, reposant sur une étude approfondie de leurs propriétés, avaient pour but d'amener ces eaux à prendre, parmi les richesses hydro-minérales de la France, le rang important que leur assignent leur originalité et leurs aptitudes multiples nées de la diversité de leurs méthodes d'emploi.

Cependant les eaux de Châtel-Guyon commencent seulement à prendre une certaine notoriété, et, comme la plupart de ces documents sont complètement ignorés, elles semblent à peine nées d'hier. Il nous a donc paru utile d'exhumer leur passé, de rechercher leur origine, d'étudier leur développement, et en rappelant leurs propriétés, d'en préciser l'application.

Le premier travail concernant les eaux de Châtel-Guyon est une analyse faite en 1670 par Du Clos sur des eaux transportées.

Un peu plus tard, J.-B. Chomel communique à l'Académie

des sciences les résultats d'une analyse entreprise sur place en 1700, alors qu'il parcourait l'Auvergne pour herboriser.

En 1774, Raulin, inspecteur des eaux du royaume, produit, dans son *Traité analytique des eaux minérales*, deux nouvelles analyses faites récemment, l'une par Dufour de Riom, l'autre par Cadet de Paris, et donne une étude remarquable des propriétés physiologiques et thérapeutiques de ces eaux. Quelques années plus tard, il consacre un chapitre de son *Parallèle des eaux minérales d'Allemagne et de celles qui sourdent dans le royaume* à la comparaison des eaux de Châtel-Guyon avec celles de Vichy, à l'étude de leurs principes respectifs, et à l'indication des maladies dans lesquelles les unes ou les autres peuvent être utiles ou nuisibles.

Duchanoy, en 1780, donne les différents procédés à l'aide desquels on prépare artificiellement l'eau de Châtel-Guyon.

Legrand d'Aussy, dans la relation de son voyage fait l'année 1787 en la province d'Auvergne, fournit des renseignements très précis sur les sources.

Carrère, Buc'hoz, Bouillon-Lagrange, Alibert, Patissier, Mérat et de Lans, dans les différents dictionnaires ou traités sur les eaux minérales, édités de 1785 à 1840, reproduisent ce qui en a été dit par Raulin.

En 1840, paraît un travail de Barse intitulé *Châtel-Guyon et ses eaux minérales*, dans lequel l'auteur apporte l'analyse d'une nouvelle source et une étude médicale due au docteur Deval.

Aguilhon, dans une *Note sur l'action thérapeutique des eaux de Châtel-Guyon*, publiée en 1843, rappelle leurs propriétés et leurs applications thérapeutiques.

La même année, Rognetta les expérimente à Paris et

constate que leurs vertus purgatives sont moindres qu'à la source.

En 1846, Nivet reprend l'étude complète de ces eaux et public les analyses qu'il a faites de deux nouvelles sources.

Gonod adresse en 1858 à la Société d'hydrologie l'analyse d'une source récemment captée.

L'année suivante Chevallier publie dans le *Journal de chimie médicale* une *Notice sur l'eau minérale de Châtel-Guyon*, dont il a fait de nouveau l'analyse, et présente l'état de la station.

A la même époque, Rotureau, dans son *Traité des eaux minérales*, reproduit ce que l'on sait de ces eaux, et donne une description très complète des établissements thermaux qu'il a visités.

En 1862, Chaloin écrit une *Étude sur les Eaux minérales de Châtel-Guyon*, dans laquelle il appelle de nouveau l'attention sur leurs vertus purgatives et formule leurs indications et contre-indications.

L'année suivante, Allard et Boucomont s'en occupent au point de vue de leurs spécialités médicales, de leur état actuel et de leur avenir.

Lecoq, en 1864, les étudie dans leurs rapports avec la chimie et la géologie, passe en revue les sources, leur débit, leur température, et traite longuement la question géologique.

En 1865, Lefort présente à la Société d'hydrologie un *Mémoire sur les propriétés physiques et la composition chimique des eaux de Châtel-Guyon*. Il y apporte l'analyse faite par lui des quatre principales sources, et cherche, en comparant leur composition avec celle des autres eaux d'Auvergne, à déterminer les principes qui leur donnent leur vertu purgative.

Gubler dans son cours fait sur les eaux minérales en 1872, présente les eaux de Châtel-Guyon comme s'appliquant à tous les cas où la médication eupeptique et laxative est indiquée.

Huguet, en 1873, dans une étude ayant pour titre les *Eaux de Châtel-Guyon*, insiste sur leurs propriétés et les différentes méthodes de traitement auxquelles donne lieu leur emploi.

En 1876, Baraduc lit à la Société d'hydrologie un mémoire sur *Châtel-Guyon et les Eaux purgatives allemandes*, dans lequel il établit le parallèle des eaux de cette station avec celles de Kissingen et publie quelque temps après des observations de dyspepsie gastro-intestinale traitée avec succès à la station.

Truchot résume, en 1878, l'état des connaissances sur Châtel-Guyon et apporte de nouvelles analyses.

En 1879, Willm étudie de nouveau la composition chimique des eaux de Châtel-Guyon et consigne ses résultats dans le *Bulletin de la Société chimique*.

La même année Aguilhon de Sarran lit à la Société de biologie une note résumant les expériences physiologiques qu'il a faites sur les eaux de Châtel-Guyon pour la détermination de leurs principes actifs, et en conclut, après Lefort, que c'est au *chlorure de magnésium* qu'est due leur vertu purgative.

Quelque temps après, Laborde entreprend une étude approfondie de l'action physiologique du chlorure de magnésium sur les différents appareils, et montre par quel mécanisme ce sel produit ses effets purgatifs.

En 1880, nous présentons nous-même à la Société d'hydrologie le résultat de nos *Recherches expérimentales sur l'action physiologique des eaux de Châtel-Guyon*, et récemment Audhoui en préconise l'emploi dans le lavage de l'estomac.

C'est à l'aide de ces nombreux documents que nous allons essayer de reconstituer l'histoire de la station de Châtel-Guyon.

SITUATION. — SOURCES. — ÉTABLISSEMENTS THERMAUX

Châtel-Guyon est un village du département du Puy-de-Dôme, d'un accès très facile[1], situé aux confins de la partie occidentale de la Limagne et des premiers soulèvements de l'Auvergne, au milieu d'un des beaux sites de cette province.

Les sources sourdent au pied du village, dans la vallée du *Sardon*, sur les deux rives de ce ruisseau.

Les Romains paraissent avoir utilisé ces eaux ; des fouilles opérées vers 1858 sur la rive droite du ruisseau, pour poser les fondements de l'établissement actuel, ont en effet amené la découverte de poteries antiques et de débris de construction qu'on a pu considérer comme d'anciennes piscines.

Il faut arriver à la seconde moitié du dix-septième siècle pour avoir des renseignements sur les sources. Jean Banc, en 1605, signale bien l'existence de sources purgatives dans cette contrée, mais il ne désigne pas spécialement Châtel-Guyon. Cependant, en 1670, elles avaient déjà attiré l'attention, puisque l'Académie des sciences, ayant décidé de se rendre compte de la composition chimique des *principales*

---

1. Châtel-Guyon est à 5 kilomètres de Riom, sur la ligne du Bourbonnais.

sources de France, chargea l'un de ses membres, Du Clos, de faire l'analyse des eaux de Châtel-Guyon.

On ne connaissait alors qu'une source émergeant sur la *rive gauche* du ruisseau. On ne tarda pas à en découvrir quatre autres. « Ces sources, dit Raulin en 1774, sourdent toutes sur la même ligne, à quelque distance les unes des autres. La première de ces quatre nouvelles sources est la fontaine d'*Asan*, c'est le nom de son propriétaire ; les autres trois n'ont pas de dénomination déterminée. La dernière coule dans le courant d'eau d'un ruisseau ; elle est à peu près de la même qualité que les deux qui la précèdent ; les habitants du voisinage se servent de ses eaux pour faire leur pain. Il y a aussi plusieurs filets d'eau de la même qualité qui sourdent aux environs de ces fontaines, mais ils sont trop peu considérables pour en faire le détail.

» Les eaux de l'ancienne source sont plus chargées de principes minéraux que celles des quatre nouvelles ; cependant leurs principes sont tous les mêmes et de la même nature. Les anciennes purgent plus efficacement que les autres ; mais comme la nouveauté ajoute ordinairement au prix des choses, le peuple se rend *en foule* à la source d'Asan, par préférence à l'ancienne. »

L'ancienne source avait 20 degrés Réaumur, et les quatre nouvelles environ 23 ou 24 degrés R.

On se rendait alors à Châtel-Guyon, pour boire à la source d'Asan, mais on ne pouvait y prendre ni bains ni douches, faute d'aménagement approprié. Cette lacune était vivement ressentie par Raulin : « Les bains et les douches, disait-il, dont on ne fait pas usage à Châtel-Guyon, parce qu'on n'y a pas pratiqué des commodités nécessaires pour l'application de ces remèdes, seraient d'un grand secours dans plusieurs maladies ; peut-être même ces eaux seraient-elles préférables en bien des occasions, par rapport à l'esprit éthéré volatil minéral dont elles sont imbues, aux bains et aux douches de Vichy, de Bourbonne, et d'autres de la même qualité que ces dernières. »

Une construction avait cependant existé autour de l'ancienne source ; les renseignements que Legrand d'Aussy nous donne, lors de son voyage en Auvergne en 1787, ne laissent aucun doute à cet égard. Les paysans avaient du reste essayé de prendre des bains, mais d'une façon bien primitive, si l'on en croit son récit : « L'eau minérale a deux sorties, toutes deux grillées ; *jadis elle eut un bâtiment, dont on voit les fondements encore.* Tout dans ce canton est eau minérale. Outre la source grillée, il y en a une autre nommée *Asan* et connue des paysans sous le nom de *Gargouilloux.* Dans le lit du ruisseau qui arrose le village, on en voit une nommée la *Vernière,* qui sort par un trou qu'elle s'est fait à travers une roche. Elle jaillissait à quatre pieds quatre pouces de haut, et atteignant une haie qui est là incrustait et agglutinait les feuilles qu'elle pouvait toucher. *Les paysans du lieu s'étaient pratiqué dans la roche même une baignoire.* Mais le locataire de la source grillée, voulant que la sienne fût la seule qui subsistât, a tout fait pour détruire l'autre. Il a poussé la malice, dit-on, jusqu'à tenter d'en fermer la sortie, en y enfonçant un coin de fer ; le coin a été rejeté et le jet subsiste toujours. »

Les eaux continuèrent à être prises à la source d'Asan ou Gargouilloux, mais en boisson seulement jusqu'en 1817.

A cette époque, la commune fit élever autour de cette source un petit établissement, auquel fut attaché un médecin. Cette modeste construction présentait dans son intérieur une piscine où pouvaient se baigner à la fois douze personnes, et deux baignoires. L'eau de la source était reçue dans un bassin en pierre, où elle se précipitait en bouillonnant, puis, au moyen de tuyaux, elle était transmise dans la piscine.

Cet établissement fut exploité par la commune jusqu'en 1840. A cette date, Barse fit l'acquisition de la *Vernière*, la plus importante alors des quatre sources, d'après un jaugeage publié par lui :

Gargouilloux, par heure..............	2100 litres.
Source du ruisseau rive gauche........	1200 —
Source du ruisseau rive droite.... ...	300 —
Vernière.	3120 —
Total par heure......	9420

et l'année suivante, il construisit un établissement autour de cette source, sur la rive droite du Sardon.

L'établissement du Gargouilloux fut alors définitivement abandonné, parce que depuis quelques années, le bassin avait perdu cinq degrés de chaleur par le mélange d'une source froide dans le réservoir de l'eau thermale. L'aménagement en était du reste très défectueux, si l'on en croit le rapport fait alors par Ledru, architecte de Clermont. « Il n'y a dans ce bâtiment en mauvais état qu'une seule piscine et deux baignoires, dans lesquelles on prend des bains, non seulement d'une manière incommode, mais qui plus est très inconvenante. »

L'établissement Barse réalisait déjà un progrès, mais bien modeste. On y remarquait un cabinet où étaient établies des douches ascendantes et descendantes; un second cabinet servait de réservoir à la source; un troisième et un quatrième étaient destinés aux piscines. Enfin deux autres étaient munis de baignoires en bois. Cet édifice provisoire était trop petit et manquait de propreté; il n'existait aucun hôtel auprès de lui, et les baigneurs étaient obligés de se rendre au bourg, lorsqu'ils sortaient du bain.

Un robinet établi au-dessus d'un bassin demi-circulaire constituait l'aménagement de la buvette.

On allait également boire à l'une des sources qui sortaient sur la rive droite du ruisseau, et qui était désignée sous le nom de *Source de la Planche* (rive droite), à cause d'une passerelle qui se trouvait à ce niveau sur le ruisseau. Une cabane en bois protégeait cette buvette, où l'eau était reçue dans une simple excavation.

A cette époque, on comptait à Châtel-Guyon au moins 10 sources, et si l'on eût voulu, dit Nivet, tenir compte de tous les filets et suintements que cachent les travertins ou les eaux du Sardon, il eût fallu augmenter ce chiffre.

En 1858, des fouilles entreprises par Brosson amenèrent la découverte de nouvelles sources, et d'importants travaux de captage augmentèrent beaucoup la quantité d'eau minérale. Autour de ces sources nouvelles, connues alors dans le pays sous le nom de *Sources Brosson*, s'éleva, sur la rive droite du Sardon, un établissement plus vaste, mieux aménagé que celui de Barse, et dont Chevallier a donné en 1859 la description : « Cet établissement ne laisse rien à désirer, soit sous le point de vue du confortable, soit sous le point de vue des aménagements rendus indispensables par la nature essentiellement purgative des eaux. Les baignoires sont en lave d'Auvergne, elles contiennent chacune 500 litres d'eau minérale. On peut à volonté et selon les indications du médecin donner au malade de l'eau courante et à des températures variées.

» L'établissement possède aussi des piscines, contenant chacune 15 mètres cubes d'eau ; elles peuvent recevoir de 30 à 40 personnes. On compte (pour chaque sexe) 8 baignoires à l'aide desquelles on peut donner 80 bains par jour; les bains pris dans les piscines peuvent être évalués au nombre de 600 par jour. Il y a 4 appareils pour douches. »

Deux hôtels s'élevèrent successivement sur la rive gauche du ruisseau, et les baigneurs purent se loger à proximité de l'établissement.

Il y avait alors à Châtel-Guyon douze ou treize sources, dont le jaugeage fut fait en 1863 par l'ingénieur Tournaire. Le débit des différentes sources à la minute et leur température furent consignés dans le tableau suivant :

		Débit à la minute.	Température.
1	Source Deval...............	} 63 litres.	} 31.5
2	Du Chaume................		29.5
3	De la Planche..............	4 —	24
4	Du Réservoir...............	7 —	32
5	—	2 —	31
6 et 7	Du Sopinet................	77 --	33
8	Du Gargouilloux...........	{ 19 —	32.5
		{ 13 —	23.5
9	Du Rocher.................	3 —	24
10	Du Sardon.................	83 —	35
11	Des Vernes................	1 —	16
12	De la Vermière............	7 —	27.5
13	Buvette de la Vernière.......	2 —	26.1

La station de Châtel-Guyon possédait donc un volume de 281 litres à la minute ou de 404 640 litres par 24 heures. D'après Lecoq, on devait considérer ces jaugeages comme exprimant des quantités inférieures à leur débit réel.

En 1878, une Société réunit entre ses mains les deux établissements en se proposant d'y faire de grandes améliorations.

En effet, des travaux de captage ont été effectués depuis cette époque; le débit de l'eau minérale a été ainsi augmenté dans de grandes proportions; de nouvelles sources ont été découvertes, et si l'on consulte le jaugeage de celles qui sont actuellement utilisées :

	Débit à la minute.
Source Deval	63
Du Sopinet	77
Du Gargouilloux	32
Du Gouffre	33
Gubler	200
Du Sardon	83
	488

On voit que la station dispose de 488 litres à la minute, ou de 700 000 litres environ par 24 heures. Ce chiffre cependant représente encore un volume inférieur à celui que l'on peut obtenir, car les moindres fouilles effectuées dans cette vallée amènent chaque jour la découverte de nouveaux griffons.

L'ancien établissement Brosson, seul utilisé, a subi des agrandissements; l'aménagement en a été amélioré, et de nouveaux cabinets de bains ont été ouverts. Une vasque abritée, du fond de laquelle émerge l'eau de la source, forme la buvette. Des baignoires d'une contenance d'environ 500 litres, où l'on peut prendre des bains à toutes les températures, ou bien des bains à eau courante à la température native des sources, deux piscines à eau courante, des cabinets munis de douches ascendantes, descendantes et latérales, et de douches vaginales, composent l'établissement thermal. Une salle d'hydrothérapie à eau douce et une étuve récemment annexées, complètent l'installation balnéaire

Il est cependant un certain nombre de desiderata que nous voudrions voir combler. Le *lavage de l'estomac* nous paraît devoir être effectué avec avantage près de certaines stations thermales. Aussi, avant l'ouverture de la saison 1881, avions-nous insisté auprès de l'administration pour obtenir un cabinet spécial où l'on pût instituer cette médication ; et, comme la sonde à double courant d'Audhoui nous avait séduit, nous avions pensé que l'*irrigation stomacale*, pratiquée avec une eau minérale naturelle, dans toutes ses conditions de température et de composition natives, était susceptible de donner les meilleurs résultats. Un réservoir placé à une hauteur suffisante pour déterminer la pression voulue, un tube en caoutchouc s'adaptant à une double sonde œsophagienne nous paraissaient un appareillage facile à installer. Ce vœu sera prochainement réalisé.

Rien ne serait également plus commode que l'aménagement, avec ces eaux si gazeuses, de douches d'acide carbonique dont l'utilité est démontrée dans le traitement de certaines affections utérines et vésicales.

Il serait non moins désirable de voir s'ouvrir une salle d'inhalation et de pulvérisations, non pas que nous voulions faire de ces eaux une application spéciale au traitement des voies respiratoires, mais les malades soignés à Châtel-Guyon pour des pléthores abdominales, coïncidant avec des affections pulmonaires, ou pour des congestions passives des viscères abdominaux, liées à des lésions bronchiques, pourraient au moins bénéficier des avantages que leur donneraient ces eaux calcaires et gazeuses portées comme topique sur la muqueuse aérienne.

Enfin, pour être complet, disons que de nouveaux hôtels se sont construits, que des villas s'élèvent, et que le confort du logement se trouve ainsi assuré aux malades qui fréquentent cette station, actuellement en voie de légitime développement.

CLIMAT

Châtel-Guyon se trouve à 45° 54′ de latitude et à 0°46′ de longitude est. La vallée dans laquelle émergent les sources est à environ 380 mètres au-dessus du niveau de la mer. L'altitude y est suffisante pour influencer favorablement les phénomènes de l'hématose et joindre ses effets à ceux du traitement thermal. L'air y est très pur; il n'existe aux environs aucun terrain susceptible de dégager des miasmes pernicieux, et il n'y règne aucune maladie endémique. L'état hygrométrique de l'air ne présente rien de particulier.

La situation de la station, aux limites extrêmes de la grande plaine de Limagne et au pied des montagnes, lui assure les avantages du climat de montagne, sans en avoir les inconvénients.

Ce qu'il importe surtout de connaître, c'est, selon l'expression de Richelot, la *physionomie atmosphérique*, pendant les mois ordinairement consacrés à la cure thermale. Pour arriver à ce résultat, nous avons, pendant les deux saisons 1880 et 1881, noté chaque jour la température prise à 8 heures du matin, à 2 heures de l'après-midi et à 9 heures du soir; nous avons également enregistré la pression barométrique, l'état du ciel, les orages et la direction des vents.

La moyenne de la température a été pendant le

	8 h. m.	2 h.	9 h. s.
Mois de juin.............	16 cent.	20°	14°
— juillet............	21°	26°	22°
— août....	19°	22°	18°
— septembre........ ...	15°	21°	13°

La température du mois de juillet a été en 1881 exceptionnellement élevée dans toutes les régions; de sorte qu'il faut abaisser de 1 ou 2 degrés la moyenne habituelle de la température de ce mois.

La moyenne de la pression barométrique a été en

Juin	72.5
Juillet	73.2
Août	72.8
Septembre	72.3

Pour l'état du ciel, nous avons divisé les jours en *beaux*, *moyens*, et *mauvais*, qualifiant de beaux ceux où le ciel est pur et sans nuages ; de moyens ceux où le temps est couvert, incertain, avec ou sans pluie de courte durée ; de mauvais ceux qui sont caractérisés par la pluie, le vent ou les orages. Voici le résultat de nos observations :

	J. beaux.	Moyens.	Mauvais.
Juin	19	18	23
Juillet	40	15	7
Août	29	16	17
Septembre	26	13	21

Les orages pendant cette période se sont répartis ainsi qu'il suit :

Juin	9
Juillet	3
Août	4
Septembre	4

Le chiffre du mois de juin s'est exceptionnellement élevé en 1880.

Les vents qui ont dominé ont été en juin ceux d'O. et N.-E. ; en juillet, E. et N.-E. ; en août, E. ; en septembre, N. et S.-O.

En faisant concorder ces données avec les renseignements recueillis sur le climat, nous pouvons donner un aperçu de la physionomie atmosphérique de la station pendant les mois habituellement affectés à la cure.

Juin est un mois tempéré; le temps y est plus incertain et plus variable que dans les mois qui suivent; les soirées y sont également plus fraîches; mais il est néanmoins très favorable au traitement.

Juillet est remarquable par la continuité du beau temps, et si la température est ordinairement un peu élevée, la chaleur y est atténuée par le vent d'est.

Août est moins chaud, surtout dans sa seconde moitié, et remarquable encore par son peu de variabilité.

Quant à septembre, s'il est susceptible de quelques vicissitudes atmosphériques, il présente dans sa température et dans l'état du ciel des conditions telles, que le séjour à la station est encore très salutaire. La période des beaux jours se continue ordinairement pendant la première moitié d'octobre.

La station se trouve abritée des vents d'ouest par une ligne de montagnes, et les orages y sont rès peu fréquents. Le tonnerre gronde souvent dans le lointain, mais la vallée est presque toujours épargnée.

Il est à remarquer que les pluies y sont rares, et que la nature du terrain s'oppose au séjour des eaux sur le sol, même après une pluie abondante.

En résumé, la période pendant laquelle peut se faire avantageusement la cure à Châtel-Guyon, s'étend depuis les premiers jours de juin, jusqu'à la fin de septembre, et peut au besoin être continuée pendant la première partie du mois d'octobre.

PROPRIÉTÉS PHYSIQUES ET COMPOSITION CHIMIQUE DES EAUX

Les eaux de Châtel-Guyon sortent au point de jonction des terrains tertiaires et des terrains primitifs, et semblent se rattacher, dit Lecoq, à une émission de porphyre quartzifère qui s'est fait jour dans cette vallée. Si l'on remonte le cours du ruisseau, on voit l'eau minérale sourdre de toutes les fissures du porphyre; de sorte qu'on peut considérer l'apparition de toutes ces sources comme déterminée par la rupture du terrain primitif.

Les eaux jaillissent du sol en bouillonnant, et sont traversées par de nombreuses bulles d'acide carbonique, dont le dégagement plus ou moins tumultueux semble être influencé par la pression atmosphérique.

Elles sont incolores et d'une limpidité parfaite à leur émergence, mais elles louchissent légèrement lorsqu'elles ont séjourné quelque temps à l'air, et se recouvrent dans ce cas d'une mince pellicule calcaire. Elles laissent partout sur le sol et les parois des puits des couches d'oxyde rouge de fer. Abandonnées dans des vases, elles déposent une certaine quantité de carbonate de chaux et de magnésie, et la plus grande partie de leur fer.

Leur saveur légèrement acidule et atramentaire est surtout saline et rappelle celle de l'eau de mer.

Elles n'ont aucune odeur ; cependant, Lefort leur reconnaît à leur point d'émergence, comme à la plupart des sources minérales d'Auvergne, une très légére odeur de bitume qui semble rappeler leur origne volcanique.

Leur densité est à 15 degrés centigrades de 1,003 ou 1,004 suivant les sources.

La température de la source Deval, prise à la surface de la Vasque qui sert de buvette, est de 34 degrés centigrades; celle du Sopinet, 33 degrés; du Gargouilloux, 32°,5; du Gouffre, 31 degrés; de la source Gubler, 32 degrés; du Sardon, 35 degrés.

Ces eaux rougissent le papier bleu de tournesol d'autant plus fortement que leur température est plus basse.

Les propriétés purgatives des eaux de Châtel-Guyon ont depuis longtemps attiré l'attention des savants sur leur composition chimique. Aussi, ces sources ont-elles été l'objet d'un grand nombre d'analyses.

La première est celle de Du Clos, faite en 1670 sur des eaux transportées à l'Académie des sciences. En évaporant à sec une livre d'eau il obtint 53 grains de résidu, dont la moitié était sel et l'autre terre. Ce sel fondu au feu dans un creuset fumait et poussait une odeur d'esprit de sel commun.

Ce dernier caractère, suivant la remarque de Truchot, devait frapper Du Clos, car il était spécial aux eaux de Châtel-Guyon, qui contiennent, on le sait maintenant, du chlorure de magnésium donnant « l'esprit de sel » par l'action de la chaleur.

J.-B. Chomel (*Mém. Acad.*, 1713) pensait « que le sel de l'eau de Châtel-Guyon avait plus d'alcali que d'acide, et que le nitre était le fossile qui s'y manifestait le plus ».

D'après l'analyse de Dufour en 1774, « les eaux de Châtel-Guyon sont acidules et thermales. Elles sont imbues d'un fluide élastique; elles contiennent du fer en très petite quantité, du sel marin à base alcaline, du sel d'Epsom et de la terre calcaire. »

La même année, Cadet soumit à l'analyse 14 livres de ces

eaux. Le résidu salin se trouva du poids de 1 once, 3 gros, 42 grains. Il résulta de son analyse que cette eau contenait environ 8 à 10 grains de terre martiale, 5 gros et demi de sel marin à base alcaline, 1 gros d'un sel de la nature du sel d'Epsom à base terreuse, et près de 4 gros de terre partie magnésie et partie terre calcaire, tenue en dissolution par le principe éthéré de ces eaux, l'acide gazeux. Il attribuait à l'évaporation naturelle et insensible de ce principe la précipitation du fer et de la portion de terre alcaline et calcaire retrouvée au fond des bouteilles.

C'est d'après cette analyse qu'à la fin du siècle dernier on préparait artificiellement l'eau de Châtel-Guyon. On mettait par pinte d'eau commune chauffée à 24 degrés Réaumur, 55 grains de sel marin, quelques grains de sel d'Epsom, puis on rendait cette eau gazeuse, et on y ajoutait les terres dans les proportions susdites.

On la préparait aussi d'après la méthode d'Hoffmann et Venel en mettant dans l'eau commune de l'alcali, et des terres dans les proportions indiquées; les terres se déposaient et l'alcali restait en dissolution; on versait dans le vase de l'acide marin assez étendu d'eau pour que l'effervescence se fasse lentement et en suffisante quantité pour saturer l'alcali; on bouchait hermétiquement le vase, on l'agitait de temps en temps pendant quelques jours pour faciliter la dissolution des terres, et on y ajoutait du sel d'Epsom. On chauffait l'eau au bain-marie sans déboucher le vase, quand on voulait en faire usage.

En 1818, le docteur Deval remit au ministère une nouvelle analyse faite par Versepuy.

En 1840, Barse fit l'analyse de la *Vernière*, et publia les résultats suivants :

Acide carbonique...	0 lit.	755
Sulfate de soude.....................	1 gr.	700
Hydrochlorate de soude............	1 —	330
— de magnésie.........	0 —	500
Sulfate d'alumine....................	0 —	090
Matière organique................	0 —	007
Carbonate de magnésie.............	0 —	170
— de chaux	0 —	880
— de fer............	0 —	340
Sulfate de chaux....................	0 —	074
Silice.............................	0 —	067
Alumine.............................	0 —	004
	5 gr.	162

En 1846, Nivet reprit l'analyse de la *Vernière* et fit celle de la source dite de *la Planche*. Ces deux analyses lui donnèrent, dit-il, à peu près les mêmes résultats :

	grammes.
Bicarbonate de soude................	Traces.
— de chaux................	1.8027
— de magnésie.............	0.2460
— de fer...................	0.2228
Sulfate de soude....................	0.5850
— de chaux....................	0.0800
— d'alumine....................	Traces.
Chlorure de sodium.................	2.4000
— de magnésium.............	0.6230
Alumine	0.0200
Apocrénate de fer..................	Traces.
Matière organique..................	Traces.
Perte...............................	0.1530
	6.1325

D'après lui, les eaux de Châtel-Guyon offraient une particularité qui se montre rarement dans les eaux d'Auvergne, c'est qu'elles renferment très peu de bicarbonate de soude. Le chlorure de sodium était le sel prédominant, et le fer y était aussi en très grande quantité.

En 1858, Gonod adressa à la Société d'hydrologie une analyse de la *source Brosson*.

Il y décela la présence de l'arsenic et nota dans les dépôts ferrugineux la concomitance du fer et du manganèse.

Il y signala également la présence de l'iode et du brome, qui figurèrent dans son analyse sous forme d'iodure et de bromure de sodium à la dose de 0,002. Le rapporteur de ce travail fit remarquer, au sujet de la recherche de l'iode et du brome, que Gonod s'était servi de la coloration rose prise par le chloroforme en présence de l'iode; pour lui, il était peu partisan des nuances colorimétriques, lorsqu'il s'agissait de doser.

L'année suivante, Chevallier, membre de l'Académie de médecine, fut chargé de faire l'analyse de ces eaux. Ses premiers essais eurent pour but de rechercher la présence de l'iode et du brome. Le résultat fut négatif.

Procédant ensuite à la recherche de l'arsenic, il constata qu'elles en renferment une petite quantité. Il nota également que le fer contenait une petite proportion de manganèse et que ce manganèse se trouve aussi dans les résidus que les eaux laissent déposer.

Voici quelle était d'après lui la composition chimique de l'eau de la *source Brosson* :

	grammes.
Chlorure d'aluminium	0.130
— de magnésium	0.031
— de calcium	0.120
— de sodium	3.100
Sulfate de chaux	0.277
— de magnésie	0.093
— de soude	0.093
— de potasse	0.111
Carbonate de fer	0.350
— de chaux	0.514

	grammes.
Carbonate de magnésie...................	0.825
Alumine.............................	0.080
Arsenic, mat. organique et pertes........	0.273
	6.000

En 1865, Lefort entreprit l'analyse de quatre sources : la source *Deval* (s. Brosson), *des Bains*, du *Rocher* et la source *Barse* (Vernière), et s'étonna des résultats différents qu'avaient donnés, non seulement pour les résidus salins, mais encore pour chacun des principes élémentaires, les analyses exécutées par des chimistes habiles.

Nous indiquons ici le groupement hypothétique qu'il a laissé de la source Deval (s. Brosson), actuellement encore affectée à la buvette :

	grammes.
Acide carbonique libre...................	0.258
Chlorure de sodium....................	1.617
— de potassium	0.178
— de magnésicum.................	1.218
— de lithium................,........... .	Indices.
Bicarbonate de soude..................	1.054
— de chaux..................	2.105
— de magnésie...............	0.440
— de protoxyde de fer.........	0.054
Sulfate de chaux.......................	0.498
— de strontiane...................	Indices.
Arséniate de soude.....................	Indices.
Alumine...........................	0.008
Silice.............................	0.126
Matière organique bitumineuse	Indices.
	7.556

Truchot, en 1878, soumit à l'analyse six autres sources qui n'avaient pas encore été l'objet d'un semblable travail. Il groupa les éléments de la même façon que Lefort, et arriva à des résultats à peu près identiques. Il fit remarquer qu'en présence de la grande ressemblance de composition présentée par toutes ces sources, il y avait peu d'espoir de rencontrer, par la découverte de nouveaux griffons, des eaux d'une minéralisation différente.

En 1879, l'examen des eaux de Châtel-Guyon fut entrepris sur place par Willm et continué par lui dans le laboratoire de Würtz à la Faculté de médecine. Les observations faites à la source portèrent principalement sur l'acide carbonique total et sur les autres gaz tenus en dissolution.

Voici le tableau complet de ces analyses :

COMPOSITION ÉLÉMENTAIRE DES EAUX DE CHATEL-GUYON

	S. DEVAL (buvette).	Gargouilloux.	Vernière.	Sardon.
	gr.	gr.	gr.	gr.
Co^2 total...............	2.9152	3.4153	2.8693	2.9677
Co^2 combiné............	1.8442	1.7322	1.8496	1.7518
Co^2 libre..............	1.0710	1.6831	1.0197	1.2159
Silice.................	0.1110	0.1100	0.1290	0.1190
Fer...	0.0147	0.0017	0.0248	0.0203
Alumine..............	traces.	traces.	0.0012	traces.
Calcium...............	0.6820	0.6453	0.6960	0.6980
Magnésium............	0.3988	0.4083	0.3952	0.3802
Co^3 combiné...........	1.2573	1.1720	1.2611	1.1941
Chlore................	2.1558	2.1717	2.1061	2.1000
Soude sulfurique (SO^4)...	0.3559	0.3551	0.3556	0.3589
Sodium................	0.9042	0.8856	0.8742	0.8468
Potassium.............	0.0991	0.0810	0.0724	0 0826
Lithium...............	0.0024	0.0024	0.0019	indéterminé
Arsenic...............	0.0006	0.0003	0.0004.6	indéterminé
Total............	5.9818	5.8434	5.9179.6	5.7999
Résidu observé........	6.0068	5.8530	5.8675	5.8211

GROUPEMENT HYPOTHÉTIQUE DES ÉLÉMENTS.

Dans ce tableau, Willm inscrit les carbonates neutres, mais il indique à la suite la proportion correspondante des bicarbonates, c'est-à-dire des sels qui se trouvent primitivement en dissolution.

	S. DEVAL (buvette).	Gargouilleux.	Vernière.	Sardon.
	gr.	gr.	gr.	gr.
Co^2 libre.............	1.0710	1.6831	1.0197	1.2159
Arséniate ferrique......	0.0018	0.0009	0.0014	indéterminé
Carbonate de calcium...	1.7050	1.6132	1.7410	1.7450
— de magnésium.	0.3059	0.2682	0.2660	0.1756
— de fer........	0.0305	0.0420	0.0513	0.0420
Silice...	0.1110	0.1100	0.1290	0.1190
Alumine...............	»	»	0.0012	»
Chlorure de magnésium..	1.2326	1.3130	1.2642	1.3063
— de sodium......	1.8661	1.8232	1.7901	1.7268
— de potassium...	0.1891	0.1528	0.1380	0.1568
— de lithium......	0.0146	0.0146	0.0113	indéterminé
Sulfate de sodium.....	0.5264	0.5250	0.5260	0.5309
Total.............	5.9822	5.8529	5.9195	5.8034
Dépôt[1]...............	2.0789	1.9950	2.2260	2.0755
Partie soluble..........	3.9279	3.8580	3.6915	3.7456
Total.............	6.0068	5.8530	5.8675	5.8211
Bicarbonate de calcium...	2.4552	2.3230	2.5070	2.5128
— de magnésium	0.4661	0.4087	0.4053	0.2676
— de fer........	0.0420	0.0580	0.0707	0.0580

Willm fait remarquer que, dans l'analyse de ces eaux, le total des principes dosés s'écarte un peu du poids du résidu sec. « Ce sont, dit-il, des eaux carbonatées calciques et salines magnésiennes. Leur résidu salin ne renferme pas de carbonate alcalin (il présente une légère alcalinité, due à

1. Le dépôt ne renferme pas toute la chaux, mais l'acide carbonique qu'il contient correspond à Co^3 qui figure dans le premier tableau, c'est-à-dire qu'il renferme un peu moins de carbonate de chaux et plus de carbonate de magnésie que ne l'indique ce groupement.

la magnésie), mais de grandes quantités de chlorures et de sulfates alcalins et de magnésium. Or, la dessication d'un semblable résidu ne peut se faire sans entraîner la décomposition d'une quantité notable de chlorure de magnésium; on peut même, en humectant et en calcinant plusieurs fois le résidu, décomposer la totalité des sels de magnésium qu'il contient et rendre ainsi la magnésie insoluble.

» Le dépôt insoluble renferme du carbonate de calcium et du carbonate de magnésium; mais toute la chaux de l'eau n'est pas entraînée dans le dépôt. Une petite portion reste dissoute sous forme de sel soluble : aussi le groupement des éléments, tel que je le figure, n'exprime pas la constitution réelle du résidu salin; mais on peut toujours admettre que l'eau inaltérée renferme tout le calcium sous la forme de bicarbonate, et que par l'ébullition une partie de ce dernier réagit sur une quantité équivalente de sel de magnésium soluble. »

Il existe encore une analyse faite par Magnier de la source à peu près à la même époque; mais on est étonné de voir le magnésium attribué tout entier au chlore pour en former du chlorure de magnésium, tandis que le carbonate de magnésie manque au tableau. On s'explique d'autant moins le fait, que l'eau de Châtel-Guyon abandonnée dans un vase, laisse déposer une petite quantité de ce sel, ou que, chauffée dans un appareil distillatoire, elle présente aussitôt un composé insoluble de carbonate de chaux et de magnésie.

Enfin en 1880, une dernière analyse a été faite par Carnot à l'École des mines et se trouve absolument d'accord avec celle de Willm

CLASSIFICATION

Au point de vue de la thermalité, il n'existe pour le classement de ces eaux aucune difficulté. Les eaux de Châtel-Guyon,qui ont 34 degrés centigrades, doivent entrer dans la classe des eaux chaudes, puisque l'on considère comme telles celles qui ont une température de 31 à 35 degrés centigrades.

Mais l'embarras peut paraître grand, lorsqu'il s'agit de leur assigner un classement chimique. En effet si, se reportant aux nombreuses analyses qui en ont été faites, on envisage la quantité de principes minéraux qu'elles renferment, l'importance physiologique de ces éléments, la différence peu grande qui existe entre leurs divers poids, on comprend comment elles ont pu être tour à tour rangées dans des classes différentes.

Du Clos les fit entrer dans la classe des eaux de saveur aigrette ou vineuse qui contiennent du sel commun.

Guettard, Raulin, Dufour les classèrent parmi les eaux acidules et thermales.

Elles figurent comme telles dans l'ancien *Dictionnaire des sciences médicales.*.

Chevreul, dans le *Dictionnaire des sciences naturelles*, en fit des thermales ferrugineuses.

Après l'analyse de Barse, elles devinrent des eaux sulfatées sodiques, et sont encore portées comme telles dans certains traités et annuaires.

Nivet, après ses recherches, les regarda comme des chlorurées sodiques.

Guibourt les plaça dans la classe des eaux acidules, ferrugineuses salées.

Chevallier les présenta comme des chlorurées sodiques ferrugineuses et Rotureau comme des polymétallites.

Durand Fardel, après les avoir rangées dans la première édition de son *Traité des eaux minérales*, dans la classe des sulfatées sodiques, les rétablit, dans sa seconde édition, suivant l'*Annulaire des eaux de la France*, dans la classe des chlorurées sodiques.

Lefort dit qu'elles appartiennent à la classe des eaux bicarbonatées, et à la division des bicarbonatées mixtes.

Pour Truchot, ce sont des chloro-bicarbonatées, et pour Willm des carbonatées calciques et salines magnésiennes.

Malgré ces divergences, il nous paraît maintenant facile de leur assigner une dénomination en rapport avec leurs propriétés. Les eaux de Châtel-Guyon renferment, comme nous l'avons vu, des chlorures, des bicarbonates, des sulfates et du fer, dans des proportions assez grandes. On comprend qu'une classification qui voudrait tenir compte de ces différents éléments, deviendrait une énumération très complexe, n'offrant à l'esprit aucune idée nette sur la nature de ces eaux. Nous croyons préférable de baser leur classement sur la prédominance physiologique et thérapeutique des principes qui leur assignent leur caractère et leur originalité et comme des recherches expérimentales récentes ont établi nettement le rôle important du chlorure de magnésium et de la magnésie dans leur action, il nous semble juste de les faire entrer dans la classe des eaux salines sous la dénomination de *salines magnésiennes*.

ACTION PHYSIOLOGIQUE

La boisson, les bains, les douches, le lavage de l'estomac constituent les différents modes d'emploi de l'eau de

Châtel-Guyon. Nous avons donc à étudier les effets physiologiques de l'eau administrée sous ces formes diverses.

I. — Action de l'eau prise en boisson.

Prise en petite quantité, c'est-à-dire à la dose de 1 à 3 verres[1], l'eau de Châtel-Guyon excite la production du suc gastrique, active les sécrétions biliaires et intestinales, stimule les contractions du tube digestif et accroît l'excrétion des urines.

Si l'usage en est continué pendant plusieurs jours, l'appétit augmente, les digestions deviennent faciles, les garde-robes régulières. L'assimilation se fait mieux, les combustions sont plus actives, le pouls et la température s'élèvent très légèrement, et l'urée augmente en petite proportion dans l'urine, ainsi que nous avons pu le constater sur nous-même. La menstruation se trouve également influencée d'une façon favorable.

En un mot, tous les phénomènes de nutrition s'opèrent dans de meilleures conditions, et il se produit rapidement un accroissement des forces et du bien-être.

Si l'eau est prise en plus grande quantité, c'est-à-dire à la dose de 3 à 6 verres dans la matinée, l'augmentation de la pression intra-vasculaire et l'excitation produite sur les reins par l'élimination des principes minéraux, amènent une diurèse abondante; puis, l'action stimulante, imprimée aux contractions du tube digestif, ainsi qu'aux sécrétions biliaires et intestinales, s'exagère et il s'ensuit des effets laxatifs et purgatifs.

1. La contenance du verre hydrologique votée par la Société d'hydrologie est de 200 grammes.

. Ces effets se manifestent généralement dès les premiers jours, quelquefois dès les premières heures ; dans d'autres circonstances, ils sont plus longs à se produire, mais une fois obtenus, ils se continuent régulièrement tous les jours, alors même que l'on diminue la dose. Cette lenteur à se manifester dans certains cas pourrait induire en erreur un observateur d'un jour, qui, n'étant pas à même de faire une expérience prolongée, aurait tendance à considérer ces eaux comme un laxatif infidèle.

Les garde-robes sont d'abord plus faciles, puis molles ou liquides, de nature bilieuse. Elles ont lieu ordinairement au nombre de deux ou trois dans les vingt-quatre heures, sans être précédées ni suivies d'aucune colique, et peuvent être entretenues pendant une vingtaine de jours sans produire ni fatigue ni affaiblissement. Jamais elles ne sont suivies de constipation ; ce qui constitue au contraire l'originalité des eaux de Châtel-Guyon, c'est l'activité *persistante* imprimée aux phénomènes digestifs, se traduisant par des évacuations faciles chez des personnes dont les garde-robes étaient ordinairement irrégulières.

Ces évacuations alvines répétées ont pour conséquence immédiate d'influencer spécialement la circulation abdominale, et d'agir ainsi sur l'organisme tout entier.

Les effets diurétiques que nous avons signalés, sont constants. Ils sont toujours les premiers à se manifester. Les contractions vésicales sont plus énergiques et la projection de l'urine se trouve augmentée. La réaction de ce liquide reste acide.

Dans des expériences entreprises par nous, il y a deux ans, au laboratoire de physiologie, dans le but de déterminer exactement l'action pathogénétique de ces eaux sur les différents appareils, nous avons fait une étude comparative de la proportion d'urine émise sous l'influence de l'ingestion d'un litre d'eau de fontaine et d'un litre d'eau minérale, voulant ainsi tenir compte, dans l'appréciation des effets diurétiques, de la quantité de liquide absorbé. Un premier chien préalablement sondé a rendu, sous l'action de l'eau minérale, 640 grammes d'urine dans l'espace de deux heures, tandis qu'avec l'eau de fontaine la proportion n'a pas dépassé 270 grammes. Chez un second chien, nous avons recueilli après ingestion de l'eau minérale 450 grammes d'urine en deux mictions. Les urines ont continué à être abondantes dans les 24 heures, sous l'influence de l'eau de Châtel-Guyon, fait qui ne s'est pas produit avec l'eau de fontaine.

Dans certains cas, surtout par une température élevée, l'action diurétique est en partie suppléée par une diaphorèse abondante.

Il s'établit également un balancement entre la quantité des urines rendues et l'intensité des effets purgatifs.

L'action sur le système nerveux consiste en une légère activité cérébrale, lorsque l'eau est ingérée à petite dose. Des doses fortes amènent au contraire de la somnolence et de la prostration. C'est un fait que l'on peut constater sur les buveurs qui, sans direction, font abus de l'eau minérale. Chez nos chiens, l'ingestion de doses exagérées amenait toujours de la somnolence, puis de la prostration et du collapsus. A dose modérée l'eau de Châtel-Guyon produit des effets tempérants, déjà notés par Raulin.

L'action imprimée au système circulatoire marche de pair avec celle du système nerveux. Des doses faibles accélèrent légèrement les battements du cœur, tandis que des doses exagérées amènent une diminution des battements avec faiblesse de l'impulsion.

La température s'élève de 1 à 2 dixièmes de degré avec des doses faibles et peut s'abaisser de 1 à 5 dixièmes de degré sous l'influence de doses fortes continuées.

Des phénomènes de dyspnée, caractérisés par une amplitude exagérée des mouvements respiratoires, et une diminution du nombre des inspirations, suivent l'ingestion de quantités immodérées.

Prise à dose ordinaire, l'eau de Châtel-Guyon ne paraît pas influencer sensiblement les organes génitaux; néanmoins des érections peuvent être le résultat du ténesme produit par des effets purgatifs exagérés.

Leur influence est plus appréciable sur la menstruation; l'époque se trouve souvent avancée, et les règles coulent plus abondamment.

La diminution du poids du corps est le résultat de l'eau bue à doses purgatives pendant un certain temps. Le volume du ventre décroît rapidement.

Les eaux de Châtel-Guyon, prises même avec abus, ne sont pas toxiques; nous n'avons pu parvenir à produire aucun phénomène de cette nature chez des chiens auxquels nous avions administré des doses massives coup sur coup. Les faits légendaires de paysans morts à la suite de libations déraisonnables doivent être mis sur le compte de l'indigestion.

La nécropsie d'un animal, soumis par expérience à l'absorption de quantités exagérées, a révélé une inflammation de toute la muqueuse du tube digestif.

De tout temps, l'attention a été attirée sur les propriétés purgatives de ces eaux. Aussi, les médecins et les chimistes se sont-ils surtout préoccupés de découvrir le principe qui leur communiquait leur vertu.

Après les premières analyses de Du Clos et de Cadet, on

pensait que c'était le sel d'Epsom. Pour Barse, c'était le sulfate de soude secondé par les matières organiques auxquelles il prêtait une action dynamique. Aguilhon attribuait les effets purgatifs au sulfate de soude et aux hydrochlorates de soude et de magnésie. Après les analyses de Nivet et Gonod, on faisait jouer le principal rôle au chlorure de sodium associé à l'acide carbonique. On appuyait cette idée sur les travaux de Pasquier, qui, en chargeant l'eau de mer d'acide carbonique pour masquer la saveur amère et nauséeuse des sels sodiques et magnésiens, avait produit un médicament dont une bouteille amenait les mêmes résultats qu'une bouteille d'eau de Sedlitz. Rotureau, sans nier l'action des sels purgatifs figurant dans la composition de cette eau, pensait que les effets laxatifs étaient surtout des phénomènes d'indigestion. Durand-Fardel et Lebret s'expliquaient mal la vertu de ces eaux, étant données la prédominance légère des chlorures sur les bicarbonates, et la faible proportion de sulfate de soude.

En 1865, Lefort fit remarquer que les autres sources du département, qui ont avec celles de Châtel-Guyon une même parenté d'origine et une certaine identité de composition, n'ont pas de propriétés purgatives. « Il faut donc admettre, dit-il, dans celles-ci des sels distincts, et par leur nature et leur quantité, de ceux qui se rencontrent dans les autres. Ces sels sont, à n'en pas douter, à base de magnésie : le *chlorure de magnésium* et le bicarbonate de magnésie, dont les propriétés laxatives, même à petites doses et surtout prolongées, sont connues de tous les thérapeutistes. Par leur association ou leur mélange avec les autres principes des eaux, ils sont sans doute plus actifs que lorsqu'ils sont administrés isolément. »

L'action purgative du chlorure de magnésium, sur laquelle insistait Lefort, a été mise hors de doute par les expériences de Rabuteau, en 1871. Aguilhon de Sarran, en 1879, voulant déterminer le principe actif des eaux de Châtel-Guyon, institua au laboratoire de physiologie des expériences, qui furent bientôt suivies d'une étude approfondie des propriétés physiologiques de ce sel par Laborde. En injectant une solution de chlorure de magnésium dans les veines de différents chiens, Laborde constata des contractions énergiques des anses intestinales qui, après s'être montrées d'abord dans l'intestin grêle, s'étendaient de proche en proche à l'intestin tout entier, ainsi qu'à l'estomac. En même temps, avait lieu une abondante sécrétion biliaire, se traduisant par une distension progressive de la vésicule et des canaux d'excrétion, et par la présence d'une quantité insolite de liquide biliaire, dans une grande étendue des premières portions de l'intestin grêle. Il observa également, au contact de la solution, des contractions de la veine mise à nu pour l'expérience.

Le chlorure de magnésium est, sans contredit, un des principes les plus actifs de l'eau de Châtel-Guyon, mais il faut tenir compte également des autres principes salins. Le carbonate de magnésie produit, à petites doses, des effets laxatifs qui vont en augmentant, lorsqu'il est continué plusieurs jours de suite. Les différents sels du genre chlorure, les chlorures de sodium et de potassium, qui figurent dans la composition des eaux de Châtel-Guyon, ont des effets analogues à ceux du chlorure de magnésium, quoique plus faibles. Les terres alcalines qui jouissent, d'après Claude Bernard, de la propriété d'augmenter la sécrétion gastrique, ajoutent leur action excitante à celle du sulfate de soude et de l'acide carbonique. Peut-être le carbonate de chaux joue-t-il aussi un rôle particulier. Comme ce sel

existe en asséz grande quantité dans ces eaux, on pourrait
supposer qu'une partie est absorbée en nature à l'état de
dissolution, une autre sous forme de chlorure de calcium
produit au contact de l'acide de l'estomac, tandis qu'une
certaine proportion se précipiterait dans l'intestin sous
forme de granulations calcaires, jouant ainsi le rôle des
graines employées comme désobstruant. Des concrétions
calcaires observées dans les garde-robes d'un de nos malades pourraient donner quelque fondement à cette opinion.

Quant à l'action reconstituante de l'eau prise à petite
dose, elle s'explique suffisamment par les propriétés des
chlorures et du fer, dont l'influence sur les phénomènes de
nutrition et sur les globules sanguins est bien connue.

En résumé, les eaux de Châtel-Guyon sont à petite dose
eupeptiques et *reconstituantes;* à dose moyenne *diurétiques et laxatives;* à dose forte *purgatives.*

Leurs propriétés doivent être considérées, selon nous,
comme le résultat de l'action stimulante exercée sur le tube
digestif et ses annexes par leurs principes chlorurés et bi-
carbonatés, et principalement leurs *sels magnésiens.*

II. — Action des bains.

On donne, à Châtel-Guyon, les bains sous quatre formes
différentes : le bain dit acidulé, le bain à eau courante,
le bain à eau dormante, et le bain de piscine.

Une série d'expériences, faites sur nous-même et con-
trôlées par l'observation d'un certain nombre de nos malades, nous a permis de fixer nettement les propriétés physiologiques de ces différents bains.

1° *Bain acidulé.* — Le bain acidulé, comme les autres

bains du reste, se prend dans une baignoire d'environ 500 litres. L'eau est amenée directement du griffon à sa température native, émerge en bouillonnant du fond de la baignoire et s'échappe, lorsque celle-ci est remplie, par une ouverture pratiquée à la partie supérieure. Cette eau est claire, transparente et traversée par un nombre considérable de bulles gazeuses. Elle rougit le papier bleu de tournesol. Elle est courante pendant toute la durée du bain, et reste à la température constante de 33°,5 centigrades.

La première impression que l'on éprouve en entrant dans l'eau est une sensation de fraîcheur, remplacée après quelques instants par un sentiment de chaleur sur toute la surface cutanée. Une très légère oppression est produite par la densité assez grande de l'eau, au milieu de laquelle le corps a tendance à surnager. En un instant, le corps tout entier se trouve complètement recouvert de bulles gazeuses. Une vive chaleur se fait bientôt sentir au périnée et au scrotum qui se contracte énergiquement. Les femmes accusent une cuisson légère aux organes génitaux. Malgré le picotement produit sur la peau par l'acide carbonique, le corps reste, par le fait de l'eau courante, dans un état de fraîcheur. Le gaz détermine sur la surface cutanée une teinte rosée d'une intensité variable suivant les jours et les personnes.

Le pouls, après quelques minutes d'immersion, devient plus faible, et, en même temps que la durée du bain se prolonge, petit et concentré. Le nombre de pulsations diminue également et dans l'espace de 35 minutes, nous pouvons constater chez nous un abaissement de 4 à 8 pulsations, et dans l'espace de 3 à 5 quarts d'heure, de 8 à 14 pulsations. La respiration est très calme, la température prise dans l'aisselle à la sortie du bain s'est trouvée abaissée de 1 à 5 dixièmes de degré.

Les bains ont été pris par nous de 25 minutes à 5 quarts d'heure. Après un bain prolongé, la sensation est à la sortie de la fatigue et un certain degré d'hyposthénie avec dépression intellectuelle. Nous avons entendu des personnes prenant des bains prolongés sans conseil se plaindre dans la journée d'une fatigue extrême.

Le pouls se relève dans le cours du jour, la circulation s'active un peu, mais sans qu'il se produise d'excitation. Le sommeil qui suit les bains est très calme; les premiers déterminent le soir une sensation de fourmillement à la peau, résultat du contact de l'acide carbonique.

Dans tous les cas, la réaction de l'urine est restée acide à la sortie du bain.

Il y a dans l'action physiologique de ces bains deux éléments : une action locale produite par le gaz carbonique sur la surface cutanée, dont la circulation capillaire est influencée et une action générale consistant en une sédation du système nerveux. Cette action sédative est en raison de la durée de l'immersion; si le bain est court, il est tempérant; continué, il devient sédatif, puis hyposthénisant. Lorsqu'il est pris de courte durée, c'est-à-dire de 20 à 30 minutes, et répété pendant plusieurs jours, l'influence exercée sur le réseau vasculaire de la peau a son retentissement sur l'organisme tout entier, et amène finalement des effets toniques.

Il résulte de cet ensemble que le bain acidulé de Châtel-Guyon est un bain essentiellement *sédatif* et *tonique*.

2° *Bain à eau courante.* — Le bain à eau courante diffère du précédent en ce qu'il est alimenté par de l'eau ayant séjourné dans le réservoir. Elle a perdu une partie de son acide carbonique; elle n'est plus transparente et présente une couleur jaunâtre. Le papier bleu de tournesol n'est que très légèrement influencé. La température est de 32 degrés.

La sensation de fraîcheur éprouvée à l'entrée du bain est plus grande que dans le bain acidulé, et persiste pendant toute la durée de l'immersion. Les mêmes phénomènes se produisentdu côté de la peau ; le pouls s'abaisse également, et la température de l'aisselle est moindre à la sortie du bain. La peau reste onctueuse pendant le reste du jour. La réaction de l'urine a toujours été trouvée acide. Ce bain produit comme le précédent des effets sédatifs et toniques.

3° *Bain à eau dormante*. — Le bain à eau dormante est alimenté également par l'eau du réservoir. Il peut être surchauffé à la température que l'on désire. L'eau est trouble et jaunâtre et, comme elle est dépouillée de la plus grande partie de son acide carbonique, la réaction est légèrement alcaline.

Pour en étudier l'action, nous avons pris une série de bains à des températures différentes depuis 33 jusqu'à 40 degrés centigrades en faisant également varier la durée. Nous pouvons résumer ainsi le résultat de nos expériences :

De 33 à 35 degrés, nous avons toujours constaté l'abaissement du pouls, et une diminution très légère de la température de l'aisselle à la sortie. La peau reste onctueuse pendant toute la journée. Les urines sont acides. De la dépression a constamment suivi les bains d'une durée prolongée.

De 36 à 38 degrés la peau se congestionne un peu, la face devient rouge. Le pouls, un peu plus large, reste le même quant au nombre de pulsations. Une élévation de la température de 1 à 2 dixièmes de degré est constatée à la sortie. Les urines sont acides.

De 38 à 40 degrés, la figure se couvre de sueur, la peau se congestionne, le pouls devient plus plein, et le nombre

des pulsations s'élève. A la sortie du bain il reprend rapidement son rythme. La température de l'aisselle est plus élevée
de quelques dixièmes. La peau est douce et onctueuse, il y
persiste une sensation de chaleur assez vive. Les urines
sont acides. La soif se manifeste quelque temps après. Dans
la journée, le pouls s'élève de quelques pulsations, la chaleur persiste à la peau, en même temps qu'existe une grande
fatigue.

La force musculaire, essayée au dynamomètre à la suite
de ces différents bains, ne nous a pas donné de résultats
suffisamment précis pour que nous puissions les noter.

L'action du bain à eau dormante varie donc suivant la température; lénitif et calmant pris à la température de 33 à
35 degrés, il devient révulsif et légèrement excitant pris à
la température de 35 à 40 degrés.

4° *Bain de piscine.* — Le bain de piscine est donné à eau
courante à la température de 31 degrés avec l'eau venant
du réservoir. Elle est trouble, mais renferme encore une
partie de son acide carbonique et rougit faiblement le
papier de tournesol.

L'impression à l'entrée du bain est une sensation de froid
avec spasme et respiration entrecoupée, remplacée au bout
de quelques instants par un sentiment de fraîcheur agréable.
Le pouls devient plus petit, puis dur et serré; le nombre de
pulsations s'abaisse, et la température de l'aisselle est moins
élevée à la sortie. Les urines sont acides. Une heure après,
il se fait une réaction légère, la circulation devient plus active, et le pouls s'élève. La peau est onctueuse et conserve
pendant la journée sa fraîcheur.

Répété pendant plusieurs jours, ce bain amène des effets
essentiellement toniques.

En résumé, le bain acidulé, le bain à eau courante

et le bain de piscine sont *sédatifs* et *toniques*. Suivant leur durée ils sont tempérants, sédatifs ou hyposthénisants. Le choix de ces différents bains trouve son indication dans des nuances résultant du tempérament ou de la forme des affections.

Le bain à eau dormante est un bain *lénitif,* et, si une température élevée peut donner momentanément une suractivité à la circulation, les bains prolongés sont toujours suivis d'hyposthénie.

Si maintenant l'on étudie ces résultats au point de vue de leur mode de production, il est certain que le calorique joue un des rôles principaux dans l'action des bains. C'est un fait acquis depuis longtemps, et il est inutile de rappeler à cet égard les expériences de Mathias-Marcard, touchant l'action des bains sur le pouls et la circulation.

Il y aurait également à envisager l'intervention des réactions électriques, sur lesquelles ont appelé l'attention Scoutetten, Lambron, et récemment Bénard à Luxeuil. Néanmoins il faut tenir le plus grand compte de l'*action de contact* exercée sur toute la surface du corps par les principes qui entrent dans la minéralisation des eaux.

Dans une communication faite à la Société d'hydrologie, sur les bains minéralisés au chlorure de magnésium avec le produit des salines de la Méditerranée, Constantin Paul a appelé l'attention sur l'action sédative et tonique de ces bains, et il se demandait si dans les eaux de Châtel-Guyon où il existe une grande quantité d'acide carbonique libre, le gaz ne formait pas une couche isolante sur la peau, empêchant l'action des principes minéraux sur la surface cutanée.

Nos résultats prouvent que le contact de l'acide carbonique sur la peau n'entrave pas l'action de l'eau sans cesse renouvelée, et que le bain de Châtel-Guyon pris dans une baignoire de 500 litres renfermant plus de 600 grammes de chlorure de magnésium, produit les mêmes effets que ceux signalés par notre distingué confrère.

Il faut tenir compte également du chlorure de potassium qui y figure dans une certaine proportion et qui a la propriété, comme on le sait, d'abaisser notablement le pouls.

III. — Action des douches.

Les douches d'eau minérale que l'on emploie à Châtel-Guyon sont, comme partout, descendantes, latérales, ascendantes. Elles sont données en pluie, lame et jet, on peut en faire varier la température de 32 à 40 degrés centigrades. Une salle d'hydrothérapie à l'eau douce complète ces ressources.

On peut donc, suivant le jet, la température et la durée de ces différentes douches obtenir des effets toniques, résolutifs ou révulsifs.

Nous n'avons pas à insister sur l'action des douches ascendantes et du lavage stomacal. Il suffit de rappeler que l'eau de Châtel-Guyon par sa température et les qualités de ses principes minéraux, amène les effets qu'on se propose d'obtenir par l'irrigation de l'estomac et des intestins.

INDICATIONS THÉRAPEUTIQUES

Une application rationnelle des propriétés de ces eaux au traitement des affections chroniques serait insuffisante pour formuler les indications thérapeutiques, si elle ne se trouvait d'accord avec l'observation clinique. Nous n'aurons donc en vue, dans cette étude, que les faits acquis par notre expérience et celle de nos devanciers, qui se sont toujours trouvés d'accord sur ce terrain.

Gubler, dans son cours sur les eaux minérales, disait en parlant des eaux laxatives : Leurs aptitudes sont multipliées et leurs applications étendues par la diversité de leurs modes d'emploi ; telle eau est purgative à haute dose, qui devient reconstituante, lorsqu'elle est prise en petite quantité à la fois. Nous avons vu que, suivant la dose à laquelle elles sont prescrites, les eaux de Châtel-Guyon produisent des effets eupeptiques, diurétiques, laxatifs et purgatifs. On peut donc, par l'emploi de doses faibles, n'avoir en vue que d'influencer favorablement les phénomènes de la digestion ; ou bien par des doses fortes, chercher, au moyen d'évacuations répétées, à imprimer une suractivité momentanée à l'appareil gastro-intestinal et une influence durable sur la circulation abdominale ; ou bien, par des doses plus espacées, exciter surtout la sécrétion urinaire ; ou bien encore, par l'emploi de doses assez fortes et prises à long intervalle, se proposer de modifier profondément les actes de la nutrition. On aura ainsi institué des médications différentes, auxquelles ressortissent un certain nombre d'affections dissemblables, et qui peuvent se ranger sous quatre chefs principaux : 1º la médication eupeptique et reconstituante ; 2º la médication laxative ; 3º la médication diurétique ; 4º la médication altérante.

I. — Médication eupeptique et reconstituante.

Les affections qui relèvent plus particulièrement de cette médication sont certaines formes de dyspepsie, de chlorose, d'aménorrhée, de leucorrhée, de méthrorrhagie et d'atonie générale.

1° *Dyspepsie.* — La dyspepsie à forme atonique, la *bradypepsie* gastrique ou intestinale dans laquelle les opérations chimiques s'effectuent régulièrement, mais présentent une lenteur anormale, l'*anémie* déterminée par des troubles digestifs invétérés, la *lientérie* due à des digestions imparfaites de matières alimentaires, agissant le long de l'intestin comme purgatif mécanique, cèdent devant les effets eupeptiques et reconstituants de l'eau prise à petite dose.

Les troubles *névropathiques* qui prédominent chez certains dyspeptiques sont également amendés par l'action sédative des bains.

2° *Chlorose.* — Des symptômes gastro-intestinaux tels que perte d'appétit, gastralgie, constipation ; le lymphatisme ; des crises névralgiques ou encore des troubles du côté de l'appareil g nital, en imprimant une physionomie spéciale à la chlorose, constituent autant de formes qui relèvent du traitement par l'eau de Châtel-Guyon.

L'action des chlorures et du fer sur les globules sanguins et les propriétés toniques des bains rendent suffisamment compte des résultats obtenus.

3° *Aménorrhée. Dysménorrhée.* — L'eau de Châtel-Guyon est également indiquée dans les aménorrhées qui reconnaissent pour cause le tempérament lymphatique ou un état général d'atonie déterminé par des causes débilitantes.

Le traitement de la *ménorrhagie* et de la *leucorrhée* trouve son indication dans les mêmes éléments.

Les propriétés absorbantes des carbonates calcaires, contenus en grande proportion dans ces eaux, sont utilisées avantageusement dans cette dernière affection, à l'aide du bain vaginal.

L'eau de Châtel-Guyon à dose reconstituante est enfin indiquée chaque fois qu'il s'agit de remonter un organisme affaibli soit par des causes physiques ou morales, soit par des affections qui ont laissé une empreinte durable sur la constitution, telles que la *cachexie paludéenne*.

II. — **Médication laxative et purgative.**

Cette médication s'adresse aux affections catarrhales des voies digestives, aux diverses formes d'atonie intestinale et aux congestions chroniques des viscères.

AFFECTIONS DU TUBE DIGESTIF. 1° *Catarrhes gastriques et intestinaux*. — L'eau de Châtel-Guyon employée à dose laxative convient dans les catarrhes gastriques et intestinaux produits par une alimentation trop abondante, ou dans ceux qui sont le résultat de la stase veineuse du système porte, désignée sous le nom de *pléthore ou veinosité abdominale*.

Leur action détersive sur la muqueuse, qui se trouve ainsi débarrassée de la couche de mucus qui la tapisse, rend compte de l'amendement apporté aux symptômes habituels de cette affection, les vomissements pituiteux, la constipation et même la diarrhée.

2° *Constipation*. — Le traitement de Châtel-Guyon, quand il est suffisamment prolongé avec des périodes de repos, produit une amélioration souvent durable dans les constipations qui sont le résultat d'une simple modification de la contractilité intestinale, fréquente chez les femmes et les gens à habitudes sédentaires.

La constipation amenée par les *hémorrhoïdes*, celle qui dépend d'un trouble de sécrétion des glandes de l'intestin ou des glandes annexes, comme l'atonie d'origine biliaire, ou l'atonie avec production muco-membraneuse, désignées par G. Sée sous le nom de *pseudo-dyspepsies*, sont aussi avantageusement traitées.

En joignant à l'action des eaux prises à l'intérieur celle des irrigations intestinales et des douches externes, nous avons vu l'entérite muco-membraneuse ordinairement si rebelle s'amender notablement et les crises douloureuses disparaître.

3° *Typhlite. Pérityphlite.* — Les récidives si fréquentes, amenées par la constipation, peuvent être prévenues par la médication laxative. Nous avons observé deux cas, dans lesquels persistait, en même temps que la rareté des garde-robes, un noyau d'induration, et pour lesquels la cure a été suivie des meilleurs résultats.

4° *Dysenterie chronique.* — Les faits de dysenterie, à forme tout à fait chronique, contractée dans les climats chauds, et notablement améliorée par une cure à Châtel-Guyon, s'expliquent par l'action détersive exercée sur la muqueuse intestinale, et la modification favorable imprimée à sa nutrition.

Affections du foie. — 1° *Congestion chronique du foie* — Cette affection est traitée avec le plus grand succès à Châtel-Guyon. La médication s'adresse à la congestion qui succède aux écarts de régime ayant amené une fluxion persistante de cet organe; à celle qui a été déterminée par l'intoxication paludéenne; à la congestion de nature passive qui reconnaît pour cause un trouble circulatoire dû à des lésions du cœur et du poumon telles que l'emphysème.

Ces résultats sont amenés par l'activité imprimée aux sécrétions biliaires et intestinales, et par la diminution de la pression intra-vasculaire abdominale que déterminent les évacuations répétées. — Les bains et les douches concourent activement à la résolution de l'engorgement.

Nous croyons devoir rappeler à propos de la congestion du foie les résultats excellents que nous a donnés la médication laxative dans un cas de diabète qui semblait devoir être rattaché à l'hyperhémie de cet organe.

2° *Catarrhe chronique des voies biliaires.* — Dans l'angiocholite chronique qui est liée au catarrhe gastro-intestinal, ou bien dans celle qui reconnaît pour cause la présence de calculs dans la vésicule, l'eau de Châtel-Guyon a une action spéciale. En exagérant la sécrétion hépatique, elle désobstrue les canaux biliaires, enlève la couche de mucus qui tapisse les voies digestives et remédie à la constipation qui accompagne presque toujours cette affection. Elle concourt également à relever l'appétit qui est le plus souvent languissant.

3° *Cholélithiase.* — Appliquée au traitement de la cholélithiase, l'eau de Châtel-Guyon agit mécaniquement. L'hypersécrétion biliaire et les contractions des canaux qu'elle détermine, entraînent les calculs, empêchent la bile de séjourner dans la vésicule et préviennent ainsi la formation de nouvelles concrétions.

Cette action locale est secondée par l'activité qu'elle imprime à la nutrition en général.

Engorgement de la rate. — L'engorgement de la rate a toujours figuré au rang des affections qui sont amendées par la cure de Châtel-Guyon. Les bains et les douches résolutives aident à l'action produite sur la circulation abdominale par l'eau prise à l'intérieur.

Affections de l'utérus. — La médication laxative convient aux affections les plus communes de l'utérus et de ses annexes : la *congestion*, la *métrite* et *l'ovarite* chroniques et *l'engorgement péri-utérin*.

L'emploi de l'eau de Châtel-Guyon a pour premier résul-

tat de remédier à la constipation, si ordinaire en pareil cas,
qui entretient et augmente la congestion des organes pel-
viens. Il relève l'appétit, facilite les digestions et active la
nutrition. L'action déplétive, déterminée sur le système vei-
neux abdominal par les évacuations, rend la circulation uté-
rine plus libre et aide à la résorption des liquides épanchés.
L'eau de Châtel-Guyon exerce de plus, comme nous l'avons
signalé, par son chlorure de magnésium, une action décon-
gestionnante spéciale sur les organes.

Les différentes pratiques balnéaires et hydrothérapiques
constituent dans ce cas un auxiliaire précieux : on trouvera
dans les bains sédatifs un remède contre les troubles névropathiques, les crises douloureuses ou dans les douches
froides une action tonique par leur influence sur le réseau
capillaire de la surface cutanée. Les bains de siège ordi-
naires ou à eau courante, les douches utérines ou rectales,
le bain vaginal complètent l'ensemble de la médication.

Si la *stérilité* a pu dans certains cas cesser après une cure
faite à Châtel-Guyon, ce résultat est dû à la disparition de
phénomènes congestifs existant du côté de l'appareil utéro-
ovarien.

AFFECTIONS DE L'ENCÉPHALE. — 1° *Congestion cérébrale.* —
Les purgatifs ont toujours été la base du traitement de la
congestion cérébrale. L'eau de Châtel-Guyon, à condition
d'être privée d'une partie de son acide carbonique, convient aux sujets pléthoriques qui, par leur constitution,
leur régime, se trouvent prédisposés à cette affection.

La stase sanguine des vaisseaux encéphaliques, causée par
certaines lésions du cœur et des poumons, peut être momentanément influencée d'une façon favorable par la dé-
plétion abdominale et l'abaissement de pression dans les
veines intestinales.

En agissant sur la menstruation, on est à même d'obtenir de bons résultats dans les cas de congestion liée à la suppression des règles. .

2° *Hémorrhagie cérébrale*. — Après la disparition de tous les symptômes aigus, ayant accompagné l'attaque, une dérivation intestinale un peu prolongée est susceptible, par son action sur la circulation cérébrale, d'éloigner ou de prévenir une récidive.

Les douches sont dans ce cas appliquées au traitement de l'hémiplégie.

Obésité. — L'obésité est traitée avec le même succès à Châtel-Guyon qu'à Marienbad, quand les malades veulent se soumettre au régime en vigueur dans cette station. Les évacuations répétées n'amènent en effet de résultats satisfaisants que si leur action est secondée par le régime alimentaire, l'exercice forcé, et les sudations abondantes.

III. — Médication diurétique.

Les effets puissamment diurétiques des eaux de Châtel-Guyon, accompagnés ou non d'effets laxatifs, rendent leur emploi utile dans la *gravelle* et le *catarrhe vésical*. Leur mode d'action est dans ce cas le même que celui des eaux de Contrexéville ; leurs indications sont tirées de l'état des voies digestives et de la circulation abdominale, ainsi que de la débilité ou de l'embonpoint du sujet.

En excitant vivement les contractions de la vessie, elles remédient à l'*atonie* de cet organe, amenée par le catarrhe vésical ou les obstacles qui ont pu exister le long du canal.

La grande proportion de principes calcaires que ces eaux

renferment, modifie d'une façon favorable la muqueuse des voies urinaires.

IV. — Médication altérante.

Cette médication a en vue les affections dans lesquelles il s'agit, à l'aide d'une action ordinairement prolongée, de modifier les actes intimes de la nutrition. La *goutte*, le *diabète*, l'*albuminurie* rentrent dans cette classe.

1° *Goutte.* — L'eau de Châtel-Guyon, prise en boisson, convient dans la goutte asthénique autant que les eaux de Hombourg et de Kissingen, à condition de n'être prescrite qu'en dehors des accès, d'être surveillée dans son emploi, et de ne pas être, en certains cas, continuée trop longtemps.

Elle s'adresse surtout aux goutteux à prédominance dyspeptique, à ceux qui sont anémiques ou débilités, aux obèses. Elle est encore indiquée chez les individus, dont les premières attaques de goutte acquise sont précédées par un ensemble de symptômes qui constitue ce qu'on a appelé l'état goutteux, c'est-à-dire un embonpoint exagéré, des digestions pénibles, de la constipation, l'état variqueux des vaisseaux.

2° *Diabète.* — L'emploi de l'eau de Châtel-Guyon, à dose altérante, dans le traitement du diabète et de l'albuminurie, a été surtout préconisé par Gubler.

Dans le diabète il trouve ces eaux indiquées au même titre que Karlsbad.

Leur rôle, dans ce cas, consiste, selon nous, à régulariser les fonctions digestives, à rendre les combustions plus actives, et à aider ainsi à la transformation du sucre en acide carbonique. D'autre part elles remédient à la constipation si opiniâtre chez certains diabétiques, dont les sécrétions intestinales sont diminuées.

Nous avons signalé à propos des affections du foie les bons effets que nous a donnés la médication laxative dans un cas de diabète lié à la congestion hépatique.

3° *Albuminurie.* — Gubler rappelle dans son cours qu'à dose altérante l'eau de Châtel-Guyon a produit d'excellents résultats dans un cas de maladie de Bright avec anémie, anasarque, et desquamation des tubuli.

Les eaux de cette nature « possèdent, dit-il, une double action : 1° elles réparent les pertes des sels neutres du sérum et activent l'hématose ; 2° par le surcroît de richesse minérale qu'elles apportent, elles augmentent la capacité du sang pour l'albumine, dissimulent l'excès de cette substance protéique et en arrêtent le départ par les différentes voies d'élimination. Seulement pour obtenir des effets métacrasiques et métatrophiques durables et profonds, la durée de la cure ne doit pas être moindre de quatre à cinq semaines ».

Nous empruntons également à Gubler ce qui a trait aux cures *successives, auxiliaires* ou *complémentaires :*

« Pourquoi ne pas soumettre un eczémateux herpétique, chargé de graisse et gonflé de lymphe, d'abord à la cure réductrice et même émaciante par les eaux purgatives, puis à la cure spéciale par les eaux sulfureuses, alcalines ou arsenicales.

» Il serait plus avantageux pour les individus atteints d'une affection calculeuse de l'appareil urinaire ou de l'appareil hépatique de débuter par une cure à Châtel-Guyon et de terminer par un séjour à Contrexéville, Vittel, Vals ou Vichy. Châtel-Guyon va bien avec Vichy. »

Afin de faire embrasser d'un coup d'œil l'ensemble des

indications thérapeutiques, nous donnons dans le tableau suivant la nomenclature des affections dont certaines formes relèvent d'une des diverses médications fournies par l'emploi de l'eau de Châtel-Guyon :

1° Médication eupeptique et reconstituante.
- Dyspepsie.
- Chlorose.
- Aménorrhée. Dysménorrhée.
- Leucorrhée. Ménorrhagie.
- Atonie.

2° Médication laxative et purgative.
- Tube digestif.
  - Catarrhes gastriques et intestinaux.
  - Constipation.
  - Typhlite.
  - Pléthore abdominale.
- Foie.
  - Congestion.
  - Angiocholite.
  - Cholélithiase.
- Rate.
  - Engorgement.
- Utérus.
  - Congestion.
  - Métrite et ovarite chroniques.
  - Engorgement péri-utérin.
- Encéphale.
  - Congestion.
  - Hémorrhagie.
- Obésité.

3° Médication diurétique.
- Gravelle.
- Catarrhe vésical.
- Parésie vésicale.

4° Médication altérante.
- Goutte.
- Diabète.
- Albuminurie.

FIN

INDEX BIBLIOGRAPHIQUE

DU CLOS. — *Observationes super acquis mineralibus diversarum provinciarum. Galliæ in annis 1670 et 1671 factæ.* Paris, 1675, p. 85.

J.-B. CHOMEL. — *Sur plusieurs eaux minérales de France (Histoire de l'Académie des sciences,* an 1713, p. 29.)

GUETTARD. — *Mémoire sur la minéralogie de l'Auvergne (Histoire de l'Académie des sciences,* an 1759, p. 538.)

J.-F. CHOMEL. — *Traité des eaux minérales.* Clermont-Ferrand, 1734, p. 87 et 341.

RAULIN. — *Traité analytique des eaux minérales, de leurs propriétés et de leur usage dans les maladies.* Paris, 1774, 2° vol., v° chap.

Exposition succincte des principes et des propriétés des eaux minérales qu'on distribue au bureau de Paris. Paris, 1775.

Parallèle des eaux minérales d'Allemagne qu'on transporte en France, et celles de la même nature qui sourdent dans le royaume. Paris, 1777.

DUCHANOY. — *Essais sur l'art d'imiter les eaux minérales.* Paris, 1780, p. 820.

CARRÈRE. — *Catalogue raisonné des ouvrages publiés sur les eaux minérales en général et celles de la France en particulier.* Paris, 1785, p. 135.

BUC'HOZ. — *Dictionnaire minéralogique et hydrologique de la France.* Paris, 1785.

LEGRAND D'AUSSY. — *Voyage fait en 1787 et 1788 dans la ci-devant haute et basse Auvergne.* Paris, an III, vol. II, p. 286.

BUC'HOZ. — *Histoire naturelle de la ci-devant province d'Auvergne.* Paris, 1796.

BOUILLON-LAGRANGE. — *Essai sur les eaux minérales naturelles et artificielles.* Paris, 1811, p. 168.

ALIBERT. — *Dictionnaire des sciences médicales.* Paris, 1815, p. 51.

PATISSIER. — *Manuel des eaux minérales de la France.* Paris, 1818, p. 274.

DICTIONNAIRE *des sciences naturelles.* Paris, 1819, t. XIV, p. 20 et 96.

ALIBERT. — *Précis historique sur les eaux minérales les plus usitées en médecine.* Paris, 1826, p. 272.

MÉRAT ET DE LANS. — *Dictionnaire universel de matière médicale et de thérapeutique générale.* Paris, 1830, p. 213.

PATISSIER ET BOUTRON-CHARLARD. — *Manuel des eaux minérales naturelles.* Paris, 1837, p. 260.

BARSE. — *Châtel-Guyon et ses eaux minérales.* Riom, 1840.

DEVAL. — *Note médicale sur les eaux de Châtel-Guyon* (Barse, 1840).

AGUILHON. — *Note sur l'action thérapeutique des eaux minérales de Châtel-Guyon (Annales de thérapeutique médicale et chirurgicale de Roguetta,* mai 1843, p. 40).

ROGNETTA. — *Résultats de quelques expériences faites à Paris sur les eaux minéro-thermales de Châtel-Guyon (Annales de thérapeutique,* Paris, 1843, p. 77.)

NIVET. — *Dictionnaire des eaux minérales du Puy-de-Dôme.* Clermont, 1846.

GUIBOURT. — *Histoire naturelle des drogues simples.* Paris, 1849, p. 521 et 544.

ANNUAIRE *des eaux de la France*, 1851-53. Paris, in-4°, p. 615.

GONOD. — *Analyse de l'eau de Châtel-Guyon faite en 1858 (Annales de la Société d'hydrologie de Paris, t. V, 1859).*

CHEVALLIER. — *Notice sur l'eau minérale de Châtel-Guyon* (Extraite du *Journal de chimie médicale*). Paris, 1859.

ROTUREAU. — *Des principales eaux minérales de l'Europe.* Paris, 1859, p. 635.

DURAND-FARDEL ET LE BRET. — *Dictionnaire général des eaux minérales.* Paris, 1860, p. 423.

CHALOIN. — *Étude sur les eaux minérales de Châtel-Guyon.* Riom, 1862.

DURAND-FARDEL. — *Traité thérapeutique des eaux minérales.* 1re édition, 1857, p. 95. Paris, 1862, p. 156.

ALLARD ET BOUCOMONT. — *Les eaux thermo-minérales d'Auvergne.* Paris, 1863, p. 51.

LECOQ. — *Les eaux minérales du massif central dans leurs rapports avec la chimie et la géologie.* Paris, 1864, p. 171.

LEFORT. — *Mémoire sur les propriétés physiques et la composition chimique des eaux minérales de Châtel-Guyon (Annales de la Société d'hydrologie de Paris, t. XI. Paris, 1865).*

GUBLER. — *Cours sur les eaux minérales.* Paris, 1872.

BARRAULT. — *Parallèle des eaux minérales de France et d'Allemagne.* Paris, 1872, p. 84.

HUGUET. — *Les eaux de Châtel-Guyon.* Paris, 1873.

C. JAMES. — *Guide pratique aux eaux minérales.*

PÉTREQUIN. — *Mélanges de médecine et de chirurgie*, 1873-1877.

BARADUC. — *Châtel-Guyon et les eaux purgatives allemandes.* Paris, 1876. *De la dyspepsie gastro-intestinale.* Paris, 1881.

TRUCHOT. — *Dictionnaire des eaux minérales du département du Puy-de-Dôme.* Paris, 1878, p. 102.

BOUCOMONT. — *Les eaux minérales d'Auvergne.* Paris, 1879, p. 161.

WILLM. — *Sur la composition chimique des eaux minérales de Royat et de Châtel-Guyon (Bulletin de la Société chimique.* Paris, 1879.)

CANDELLÉ. — *Manuel pratique de médecine thermale.* Paris, 1879, p. 138.

AGUILHON DE SARRAN. — *Expériences physiologiques sur les eaux minérales de Châtel-Guyon, pour la détermination de leurs principes actifs* (Société de biologie, 1879).

LABORDE. — *Sur l'action physiologique du chlorure de magnésium* (Société de biologie, 1879).

VOURY. — *Recherches expérimentales sur l'action physiologique des eaux minérales de Châtel-Guyon* (Sociétés de biologie et d'hydrologie, 1880). *De l'action de l'eau de Châtel-Guyon et de ses indications dans le traitement de la dyspepsie (Revue d'hydrologie*, 1881).

AUDHOUI. — *Du nettoiement des voies digestives et du lavage de l'estomac.* Paris, 1881.

TABLE DES MATIÈRES

———

FIN DE LA TABLE DES MATIÈRES

PARIS. — IMPRIMERIE ÉMILE MARTINET   RUE MIGNON, 2.